PUBLICATIONS DU *PROGRÈS MÉDICAL*

NOTE SUR UN CAS

DE

POLIOMYÉLITE ANTÉRIEURE CHRONIQUE

SUIVI D'AUTOPSIE

PAR

A. DUTIL et J.-B. CHARCOT

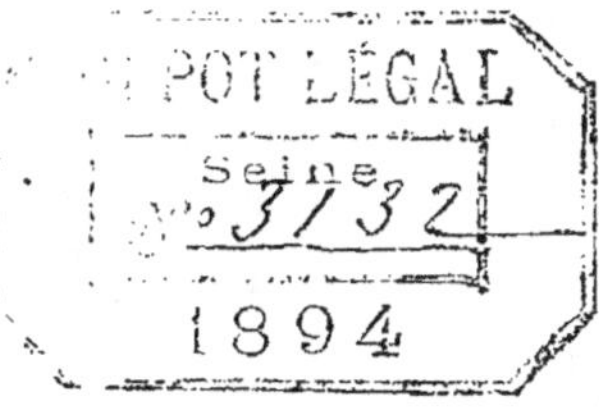

PARIS

AUX BUREAUX DU	Félix ALCAN
PROGRÈS MÉDICAL	ÉDITEUR
14, rue des Carmes, 14.	108, boulevard Saint-Germain, 108

1894

NOTE SUR UN CAS

DE

POLIOMYÉLITE ANTÉRIEURE CHRONIQUE

SUIVI D'AUTOPSIE

L'affection distinguée et décrite par Duchenne (de Boulogne) sous le nom de paralysie générale spinale antérieure subaiguë, affection qu'on désigne habituellement aujourd'hui par les dénominations plus significatives de *Poliomyélite antérieure subaiguë* ou de *Poliomyélite antérieure chronique*, s'observe assez fréquemment, du moins dans les services spéciaux de clinique neuro-pathologique. Cependant les documents anatomiques que l'on possède sur cette forme morbide sont encore en bien petit nombre. Il y a quelques années à peine, la pénurie de ces documents était telle que des doutes s'élevèrent sur la réalité de ce type anatomique et que certains auteurs se demandèrent si la lésion fondamentale de la paralysie antérieure subaiguë n'était pas une polynévrite au lieu de la poliomyélite antérieure hypothétiquement admise par Duchenne. Mais, à l'heure actuelle, la preuve est faite. MM. Cornil et Lépine (1), Weber, Neumann, Landouzy et Dejerine (*Revue de méd.*, 1882), Eisenlohr (2), Putnam (3), Dreschfeld (4),

---

(1) *Gazette médicale*, 1875.
(2) *Neurolog. Centralblat.*, 1882, n° 18.
(3) *Soc. méd. de Boston*, 1882.
(4) *Brain*, juillet 1885.

Oppenheim (1), Blocq et Marinesco (2), Nonne (3), ont publié des exemples de poliomyélite antérieure subaiguë suivis d'examen nécroscopique. Toutefois si, soumettant ces divers faits à une juste critique, on écarte ceux qui s'éloignent par quelque trait important de la description tracée par Duchenne, ceux rendus trop complexes par la diversité et le siège des lésions spinales, ou bien incomplets en ce qui concerne soit l'étude clinique du cas, soit la recherche des altérations anatomiques (moelle, racines, nerfs), on trouve que le nombre des observations vraiment démontratives se réduit à peu près aux quatre cas de Eisenlöhr, de Dreschfeld, d'Oppenheim et de Nonne. Le cas suivant que nous avons soigneusement observé en est un nouvel exemple.

I.

OBSERVATION. — *Homme, âgé de 56 ans. — Début en octobre 1890 par de la parésie des membres supérieurs. — Atrophie consécutive et affaiblissement progressif des membres supérieurs, des muscles du tronc, puis des membres inférieurs. — Réaction de dégénérescence dans certains muscles. — Mort par paralysie du diaphragme le 27 décembre 1892. — Autopsie.*

Le nommé Per..., menuisier, âgé de 56 ans, est admis à la Salpêtrière, dans le service de la clinique des maladies du système nerveux, le 28 septembre 1892.

Antécédents héréditaires. — Pas d'hérédité névropathique. *Père* mort à 63 ans, d'une maladie d'intestin (?). Deux *oncles* paternels sont morts très âgés et sans avoir présenté dans le cours de leur existence aucune maladie grave. Sa *mère*, qui a atteint un âge très avancé, n'a jamais été malade. Rien de particulier à signaler chez les autres membres de sa famille. Le malade a eu d'un premier mariage deux enfants qui vivent en bonne santé.

Antécédents personnels. — Pas de maladies graves. Santé habituellement très bonne. Il n'est ni syphilitique ni alcoolique. Il n'a jamais été exposé à l'intoxication saturnine.

---

(1) *Arch. für psych. und nervenkr.*, 1888, XIX Band.
(2) *Nouvelle Iconographie*, 1890.
(3) *Deustch. Zeitzschrif. für nervenheilk.*, 1890.

Le début de l'affection actuelle remonte au mois d'octobre 1890. A cette époque Per... travaillait régulièrement de son métier de menuisier, lorsqu'il remarqua que ses membres supérieurs (le bras gauche en particulier) s'affaiblissaient. Cette faiblesse s'accusait surtout dans le mouvement d'élévation des bras, lorsque le malade faisait effort pour soulever des pièces de bois un peu lourdes au-dessus de sa tête; de plus, il éprouvait fréquemment, vers le soir, après sa journée de travail, une lassitude, une fatigue très pénibles dans les muscles des épaules et de la nuque. Peu de temps après, cette sensation de courbature s'étendit de la nuque à la région du dos. A cette époque sa femme observa qu'il se « voûtait » et que sa tête tendait à s'incliner en avant. Sans être accompagnée de douleur, ni de fourmillements, la faiblesse des deux membres supérieurs s'accentua d'une manière lentement progressive, tout en étant prédominante dans le membre supérieur gauche. Le travail devint de plus en plus pénible. Enfin, au mois de mai 1891, Per... dut renoncer à exercer sa profession et cessa définitivement tout travail. Deux mois après, au commencement d'août 1891, il remarqua que ses membres supérieurs s'atrophiaient. Ce qui le frappa en premier lieu, ce fut l'excavation du premier espace interosseux et l'aplatissement de la région postérieure de l'avant-bras gauche. Quelques semaines après il vit que la même déformation se produisait dans le membre supérieur droit. La faiblesse et l'atrophie des membres supérieurs s'accrurent très lentement et d'une manière à peine sensible jusqu'en septembre 1892.

Dans les premiers jours de septembre 1892, les membres inférieurs commencent à s'affaiblir à leur tour, et, le 28 de ce mois, le malade ayant épuisé ses ressources entre à l'hôpital.

Etat actuel (2 octobre 1892). — Voici quel était l'état du malade quatre jours après son entrée à l'hôpital :

Les yeux, la face et la langue sont à l'état normal. La déglutition et la phonation s'accomplissent régulièrement.

Membres supérieurs.— Les muscles des membres supérieurs et ceux de la ceinture scapulo-humérale sont manifestement atrophiés. C'est d'une atrophie diffuse qu'il s'agit. Cependant elle paraît particulièrement accentuée dans les muscles des éminences thénar et hypothénar, les interosseux, les muscles de la région postérieure de l'avant-bras, les triceps et les deltoïdes. La main ne présente pas de déformation en griffe. Toutefois les espaces interosseux, le premier surtout, sont très excavés. Entre le pouce et le deuxième métacarpien, il existe, au lieu de la saillie musculaire qui remplit cette région à l'état normal, une excavation profonde ; de plus le pouce est placé en adduction et à peu près dans le même plan que les os du métacarpe, attitude qui, avec l'affaissement de l'éminence thénar, concourt à donner à la main, dans son ensemble, la forme aplatie ; les autres doigts ne sont nullement infléchis en griffe ; leur attitude est normale ; le malade peut les fléchir, les étendre et les écarter. Mais ces mouvements sont sans énergie et il suffit d'opposer la plus légère résistance pour que le malade ne puisse les exécuter. Il en est de même des mouvements volontaires de flexion et d'extension du poignet. La parésie est notablement prédominante dans les muscles extenseurs. Le malade a beaucoup de peine à couper sa viande, à boutonner sa capote..., etc.

Le mouvement de flexion de l'avant-bras sur le bras est conservé, mais l'effort d'extension est à peu près nul. Le malade ne résiste pas aux mouvements de flexion provoquée imprimés à son avant-bras. L'élévation des bras ne se fait qu'à grand'-peine ; dans ce mouvement, les avant-bras retombent aussitôt en flexion de chaque côté de la tête. L'effort d'adduction des bras est également très faible. Les membres sont parfaitement souples, sans trace de raideur ni de contracture.

Les sus et sous-épineux sont très atrophiés.

Quand le sujet projette ses bras en avant, les omoplates s'écartent à l'excès du plan thoracique.

Les muscles spinaux et ceux de la nuque, bien qu'ils ne paraissent pas atrophiés, sont certainement en état de parésie ; en effet, lorsqu'il est debout le malade présente une attitude particulière qui frappe dès l'abord. La tête ainsi que la partie supérieure du tronc sont notablement infléchis en avant, mais sans déviation latérale. Le dos est voûté ; il y a de l'ensellure lombaire et le bassin est projeté en avant. Néanmoins le malade peut encore relever la tête et redresser sa colonne vertébrale ; mais c'est avec un effort visible qu'il rectifie ainsi son attitude. Pour se relever de la position accroupie, il est obligé d'appuyer ses mains sur ses cuisses.

Membres inférieurs. — Tous les mouvements de flexion, extension, abduction, etc., des divers segments des membres inférieurs sont conservés, mais ils sont faibles, sans énergie. Comme aux membres supérieurs, mais à un degré moindre, il s'agit, non pas d'une paralysie confirmée, mais d'un état parétique. Le malade peut marcher correctement mais à pas lents et mal assurés ; il est incapable de se tenir sur un pied, de courir. Il se fatigue vite en marchant et est obligé de s'asseoir à chaque instant.

L'atrophie musculaire est beaucoup moins prononcée qu'aux membres inférieurs. Elle est cependant particulièrement accusée dans le triceps fémoral qui est manifestement aplati et dans les muscles de la région antéro-externe des jambes.

A l'exception des muscles du cou, de la face et de la langue, tous les muscles des membres et du tronc sont parcourus par des *contractions fibrillaires* très nombreuses, très nettes. Ces secousses fibrillaires prédominent dans les muscles des membres supérieurs. Elles y sont incessantes.

Les *réflexes tendineux* dans les quatre membres sont très affaiblis. Il n'y a pas trace de trépidation épileptoïde du pied. Il est impossible de provoquer le réflexe massétérin. Le malade n'accuse dans ses membres aucune douleur, aucun engourdissement. La sensibilité explorée méthodiquement et à plusieurs reprises a toujours été trouvée normale. Pas de troubles du côté des sphincters. Pas d'œdème, pas de troubles trophiques. Les urines ne contiennent ni sucre, ni albumine.

Aucun indice d'une affection pulmonaire, ni cardiaque. La température est normale. La mastication, la déglutition et les fonctions digestives s'accomplissent régulièrement.

L'état mental n'a subi aucune modification appréciable. Quelques jours après l'entrée du malade dans le service de la clinique, l'examen électrique des muscles et des nerfs fut pratiqué par M. R. Vigouroux qui a bien voulu nous remettre la note suivante résumant les résultats de ses explorations (du 30 septembre au 4 novembre).

I. — EXCITATION GALVANIQUE DES NERFS.
(Electrode N. ; méthode polaire) (1).

Point d'Erb	40
Circonflexe	80
Radial (dans la gouttière).	36
Médian (au pli du coude).	40
Cubital (au coude)	35

Pas de différence notable entre les deux côtés.

II. — EXPLORATION DES MUSCLES.

MEMBRES SUPÉRIEURS. — *Sous-épineux.* — Farad. (dr. et g.) 40 ; — Galv. à droite : KSz seul à 50, — à gauche : à 70, KSz = ASz ; à 40 KSz < ASz et à 30 ASz seul.

Deltoïde (droit et gauche)	*Farad.*	70	*Galv.* KSz à	50
Triceps (droit et gauche) . . .		70	. . . . .	50
Biceps		85	. . . . .	40
Lg. Supinateur { (Droit) . .		60	(Dr. et Gau.)	40
{ (Gauche). .		65		

(1) Les nombres indiquent : pour le courant faradique, l'écartement des bobines ; pour le galvanique, l'intensité en décimilliampères.

Côté droit. — *Premier radial externe.* — Farad. max.
faible C.; galv. C. très faible KSz > ASz à 76; KSz seul à 30.

Deuxième radial externe. — Farad., 40; Galv. KSz faible à
60 pas de ASz.

Extenseur commun des doigts. — Farad. 20; Galv. KSz
seul à 60.

Cubital postérieur. — Farad. 50; Galv. KSz > ASz à 90,
KSz seul à 50.

Long abducteur du pouce. — Farad. 45; *court extenseur*,
Farad. 40; *long extenseur et extenseur propre de l'index*,
Farad. 35. — Ces muscles ne présentent pas de modification de
l'excitabilité galvanique.

Du *côté gauche*, les muscles de l'avant-bras donnent sensi-
blement les mêmes chiffres, avec la même diminution d'excitabilité faradique particulière au 1er radial externe.

Main (côté droit).

1er *interosseux* : Farad. max. C. faible; Galv. à 50 KSz >
ASz, à 24 KSz seul, *contraction un peu lente;*

2e *interosseux* : Farad. 50; Galv. KSz > ASz à 60;

3e *interosseux* : Farad. 50; Galv. KSz > ASz à 70 ;

4e *interosseux* : Farad. 40; Galv. KSz > ASz à 80.

Côté gauche: 1er *interosseux* : Farad. max. contr. faible ;
Galv. KSz > ASz à 36, *contr. un peu lente;*

2e *interosseux* : Farad. 55; Galv. KSz > ASz à 50;

3e *interosseux* : Farad. 60; Galv. KSz > ASz à 100 ;

4e *interosseux* : Farad. 60; Galv. KSz à 60, KSz > ASz
à 60; KSz. seul à 22.

Tronc. — *Trapèze* (portion claviculaire). — Dr. et gauche.
Farad. 45; Galv. KSz seul à 20.

Trapèze (portion scapulaire). — A droite : Far. 60; Galv.
KSz > ASz à 120, KSz seul à 60 : à gauche inexcitable.

Rhomboïde (droit et gauche) : Farad. 40; Galv. KSz > ASz
à 70; KSz seul à 50 à gauche et à 60 à droite.

Grand dorsal : Farad. à gauche, C. à 50; à droite maximum;
Galv. à gauche KSz > ASz à 60; et KSz seul à 50; à droite KSz
< ASz à 180.

Muscles de l'abdomen. — *Grand oblique*, inexcitable indi-
rectement. Farad. = 0; Galv. 200 KSz seul et faible. — *Droit
antérieur* : Farad. bonn. contract. à 40.

Membres inférieurs. — *Vaste interne* (droit et gauche).
Farad. à 85 C. Galv. 50; KSz > ASz. — *Vaste externe* (droit
et gauche). Farad. C. à 25; Galv. 120 KSz seul. — *Tibial
antérieur* : Farad. 75; Galv. (à droite) 180 KSz > ASz; à 80
KSz seul; (à gauche) 150 KSz > ASz; 90 KSz seul. — *Jumeaux*
(droit et gauche) : Farad. 45; Galv. KSz > ASz à 120.

En résumé, les seules anomalies à noter sont : 1° la réaction de dégénérescence partielle du sous-épineux et du grand dorsal, et peut-être aussi des premiers interosseux dorsaux des deux mains dont la contraction est un peu lente, mais sans qu'il y ait inversion de la formule ; 2° la diminution de l'excitabilité des muscles du rachis, d'une portion du trapèze, du premier radial, des deux côtés. L'excitabilité des autres muscles explorés est normale ; cela est surtout bien net pour les muscles des membres inférieurs. L'examen des muscles du cou n'a pas été fait.

Dans les premiers jours du mois suivant l'affaiblissement des quatre membres avait fait de notables progrès (novembre 1892). Vers le 25 novembre, le malade commença à éprouver une certaine gêne de la respiration. A peine avait-il fait quelques pas qu'il était tout de suite essoufflé. L'anhélation se produisait au moindre effort. Cependant la température était normale; l'examen de la poitrine ne révélait aucune modification de la sonorité thoracique non plus que du murmure respiratoire. Mais à chaque inspiration on voyait nettement le creux épigastrique et les flancs s'affaisser et se déprimer ; la respiration s'accomplissait suivant le type dorsal supérieur; la paralysie du diaphragme était manifeste. Le malade s'alita complètement, la dyspnée s'accentua de plus en plus, et Per... succomba aux progrès de l'asphyxie le 27 décembre 1892.

Le 26 novembre un second examen électrique avait été pratiqué par notre collègue et ami M. Huet. Mais, en raison de la gêne respiratoire et de la fatigue extrême du patient, les muscles du membre supérieur gauche furent seuls explorés. Voici ce que l'on put constater :

MEMBRE SUPÉRIEUR GAUCHE. — Dans le *sous-épineux*, réaction de dégénérescence. A l'*épaule et au bras* : dans le m. *grand pectoral, deltoïde* et *biceps* l'excitabilité faradique est un peu diminuée; il en est de même de l'excitabilité galvanique mais sans modifications qualitatives. Dans le *triceps* l'excitabilité faradique est très diminuée, et l'excitabilité galvanique présente des modifications qualitatives : NFC = PFC.

A l'avant-bras : Dans les muscles postérieurs : l'excitabilité faradique est notablement diminuée surtout dans les *radiaux*, le *long supinateur* et le *cubital postérieur*, moins dans l'*extenseur commun*; l'excitabilité galvanique, également diminuée, ne présente pas de modifications qualitatives, si ce n'est dans le premier radial, peut-être dans le *long supinateur* où NFC est presque = PFC. Pour les m. antérieurs : l'excitabilité faradique est un peu diminuée dans les fléchisseurs, mais il n'y a pas de modifications qualitatives de l'excitabilité galvanique. Dans le *grand palmaire* l'excitabilité faradique est diminuée et l'excitabilité galvanique faible avec modifications qualitatives (NF = < PFC et secousse lente comme dans la réaction de dégénérescence). — *A la main* : dans les m. de l'éminence thénar et de l'éminence hypothénar l'excitabilité faradique et galvanique est faible, sans modifications qualitatives. Dans le 1er *interosseux* dorsal: l'excitabilité faradique et galvanique est faible avec réaction de dégénérescence: NFC = PFC.

L'excitabilité faradique et galvanique des nerfs cubital et médian du poignet est également faible.

AUTOPSIE (24 heures après la mort). A l'ouverture de la *cavité thoracique* on constate : quelques adhérences fibreuses au niveau du cul-de-sac supérieur des deux plèvres. Congestion simple dans les régions inférieures des poumons, pas d'autre altération à signaler. Le *cœur* n'est pas hypertrophié; il n'y a pas de lésions des orifices ni des appareils valvulaires. — L'aorte n'est pas dilatée : deux petites plaques athéromateuses situées à deux travers de doigt de l'orifice aortique; les coronaires sont perméables.

Les *artères* des membres sont légèrement athéromateuses. — Le *foie*, les *reins*, la *rate*, le *tube digestif* ne présentent aucune altération à signaler.

Encéphale. — Les *artères de la base* sont un peu athéromateuses. — Les *méninges* ne sont nullement altérées. — Les *hémisphères cérébraux* ne présentent soit à leur surface, soit dans la profondeur (coupe de Flechsig) aucune altération appréciable. Il en est de même du cervelet et des pédoncules cérébraux, de la moelle allongée.

Moelle. — La moelle semble être à l'état normal. Partout sa consistance est ferme. Les racines antérieures cervicales sont peut-être un peu trop grêles mais elles ne sont pas décolorées. Sur les coupes transversales les cordons blancs ne paraissent pas être altérés. Dans la région cervicale la substance grise des cornes antérieures semble être légèrement injectée. Pas d'autre modification visible à l'œil nu.

Muscles et nerfs des membres. — *Membres supérieurs*. La plupart des muscles ayant été disséqués, nous avons pu constater : que les muscles des mains (éminences thénar et hypothénar) étaient remarquablement grêles, mais qu'ils avaient encore leur coloration normale. Il en est de même des interosseux à l'exception du premier interosseux dorsal qui offre une teinte jaunâtre et qui paraît complètement dégénéré.

Aux avant-bras, les muscles de la région postérieure, et ceux de la région antérieure, bien qu'ils soient manifestement grêles, atrophiés, ont conservé pour la plupart leur coloration normale, à l'exception du 1er radial, du long supinateur et de quelques faisceaux de l'extenseur commun qui présentent une teinte gris rosé contrastant avec la couleur rouge des autres muscles. Les triceps du bras (celui du côté gauche principalement) sont atrophiés et décolorés. Il en est de même des biceps; ces derniers muscles toutefois offrent une teinte moins effacée. Les sous-épineux, certains faisceaux des deltoïdes sont manifestement dégénérés (teinte feuille morte). — Les muscles spinaux sont également décolorés et infiltrés de tissu adipeux. Les muscles du cou ne sont pas décolorés. Il en est de même des autres muscles du tronc. — Dans les *membres inférieurs*, seul le muscle triceps est d'une teinte rose pâle; les autres muscles (longue portion) présentent leur coloration normale.

Les différents *nerfs* qui ont été disséqués et sectionnés en vue de l'examen histologique ne présentaient aucune modification appréciable à l'œil nu.

EXAMEN HISTOLOGIQUE. — *Moelle*. Sur quelques coupes pratiquées à l'état frais, immédiatement au-dessous de la 6e racine cervicale, on découvre des corps granuleux dans l'aire des cordons antéro-latéraux, mais en bien petit nombre. Après durcissement dans le liquide de Muller l'examen des coupes colorées soit au picrocarmin, soit à l'éosine et à l'hématoxyline nous a donné les résultats suivants :

La substance grise des cornes antérieures est profondément altérée dans toute l'étendue de la moelle, mais plus particulièrement dans les régions cervicale et dorsale supérieure, depuis le 3e nerf cervical jusqu'à la 2e paire dorsale. — La même altération, beaucoup moins prononcée il est vrai que dans les portions supérieures de la moelle, se retrouve dans le renflement lombaire. Cette altération consiste principalement dans la disparition ou l'état d'atrophie des cellules ganglionnaires. Sur un grand nombre de coupes prélevées au niveau des 4e, 5e, 7e et 8e paires cervicales, elles font complètement défaut. Parmi les cellules qui n'ont pas été entièrement détruites, celles qui ont conservé leur aspect, leurs dimensions normales, ainsi que leurs prolongements sont en infime minorité. La plupart sont réduites à l'état de corps arrondis, mal colorés, dépourvus de prolongements, avec ou sans noyau apparent (*Fig.* 1). Beaucoup ne sont plus représentées que par un petit amas de granulations pigmentaires. Quelques-unes sont en état d'atrophie scléreuse. Ces lésions dégénératives ne semblent pas se localiser de préférence sur tels ou tels groupes cellulaires. Les groupes principaux aussi bien que les cellules de la zone moyenne et celles situées près de la base des cornes antérieures sont indistinctement intéressées.

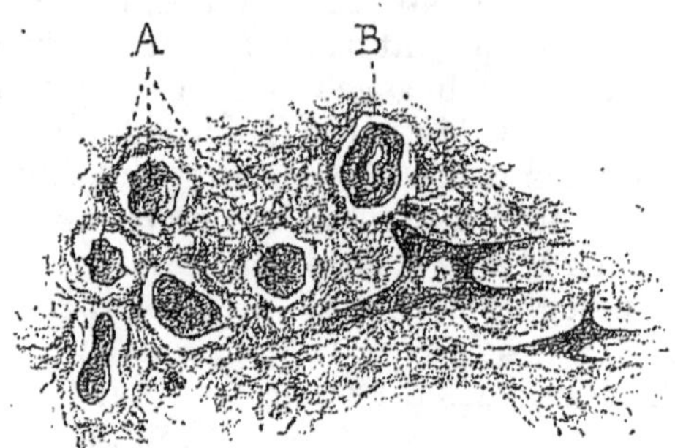

Fig. 1. — A. Cellules du groupe antéro-externe de la corne antérieure (7° cervicale). — B. Artériole dont les parois sont épaissies (artérite chronique).

Le tissu fondamental des cornes antérieures est manifestement épaissi, sclérosé. — Il se colore vivement par le carmin. On y voit en assez grand nombre des cellules araignées volumineuses, munies de prolongements ramifiés. Le réseau des capillaires est sur certaines coupes trop apparent, il est formé de capillaires dilatés qui s'entrecroisent dans tous les sens. Sur quelques coupes nous avons constaté l'existence de petits foyers hémorrhagiques récents. — Les artérioles émanées soit des sulco-commissurales antérieures, soit des radiculaires antérieures sont atteintes d'artérite chronique, — leurs parois sont épaissies (Fig. 2).

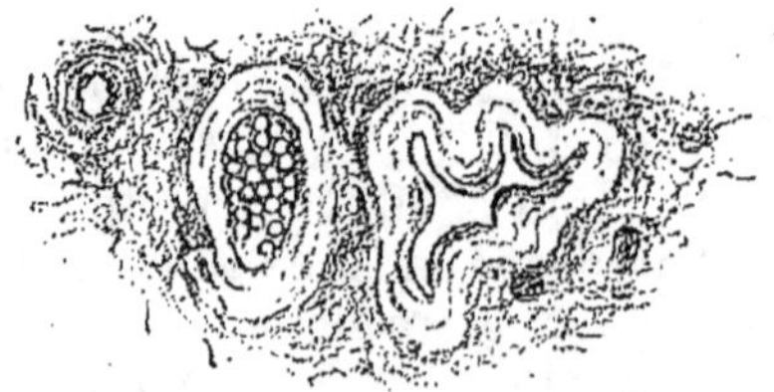

Fig. 2. — (Leitz. Obj. 7. Oc. I. Tube levé).

Ces lésions d'artérite chronique se retrouvent du reste, bien qu'à un moindre degré, dans le système postérieur des artères nourricières de la moelle. Il s'agit là bien certainement de lésions déjà anciennes, résultant d'un processus lent et

qui n'est plus en voie d'activité, car sur les préparations colorées au carmin et à l'hématoxyline on ne voit pas d'accu-
mulation de noyaux ni dans les gaines périvasculaires, ni
dans la paroi des vaisseaux artériels de divers calibres que
nous avons attentivement examinés.

Sur les coupes traitées par la méthode de Pal le réseau des
fibrilles nerveuses des cornes antérieures apparaît beaucoup
moins abondant qu'à l'état normal.

Les cornes postérieures, les colonnes de Clarke, ne présentent pas d'altérations appréciables. Les cellules des colonnes
de Clarke notamment sont nombreuses et d'aspect normal.

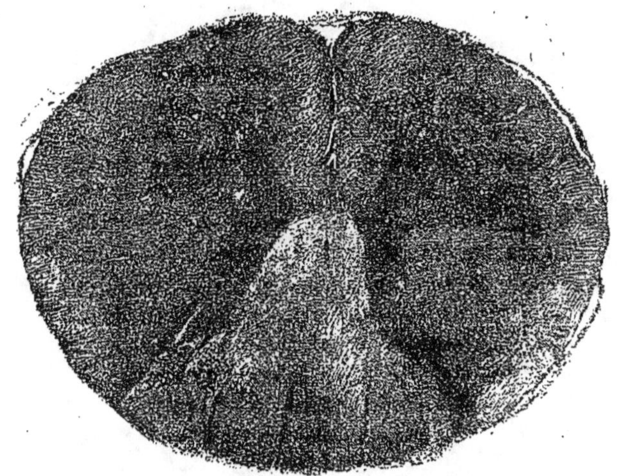

Fig. 3. — 6e dorsale.

Sur les coupes colorées au picrocarmin aussi bien que sur
celles traitées par les méthodes de Weigert ou de Pal, la
substance blanche dans les régions lombaire, dorsale et cervicale supérieure paraît indemne de toute altération. Mais dans
les coupes provenant des segments moyen et inférieur du renflement cervical, on peut constater les modifications suivantes :
il existe un léger degré de sclérose dans l'aire des cordons
antéro-latéraux qui se traduit par une décoloration à peine
appréciable de ces cordons (Pal).

D'une manière générale cette sclérose prédomine dans les
cordons antérieurs proprement dits, entre le bord antérieur
des cornes antérieures et le bord correspondant de la moelle ;
elle n'intéresse pas les faisceaux de Türck.

Sa topographie et son intensité varient d'ailleurs d'un segment
du renflement cervical au segment sus ou sous-jacent. Cette

sclérose est bien due en partie à la disparition d'un certain
nombre de fibres disséminées dans l'aire des cordons antéro-
latéraux, car sur des préparations provenant de segments de
moelle prélevés entre le 6e et le 7e nerf cervical, entre le 4e et
le 5e lombaire, et traitées par la méthode de Marchi, on voit qu'il
existe dans cette région un bon nombre de fibres altérées. On
peut constater encore dans ces mêmes préparations (Marchi) la
présence de fibres dégénérées et de quelques corps granuleux
dans l'aire des cornes antérieures, sur le trajet suivi par la
portion intra-médullaire des racines antérieures, dans la com-

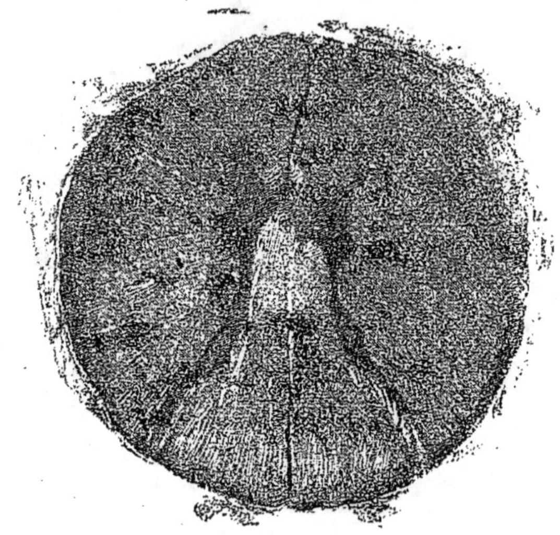

Fig. 4. — 7e cervicale.

missure antérieure. Les autres cordons blancs de la moelle
sont à l'état normal (sauf quelques très rares fibres altérées,
disséminées dans l'aire des cordons postérieurs). La pie-mère
ne présente pas d'altérations. Les artères spinales antérieures,
postérieures et latérales, les radiculaires avant leur pénétra-
tion dans la moelle sont à l'état normal. Par contre la plupart
des artérioles intramédullaires ont leurs parois épaissies par
artérite chronique.

Bulbe. — Pas d'altérations appréciables.

Examen histologique des racines. — Les 4e, 7e et 8e racines
cervicales antérieures gauches ont été placées dans une solution osmique à 1 0/0 et examinées soit par dissociation, soit
sur des coupes transversales. D'autres racines cervicales antérieures, c'est-à-dire les 5e et 6e du côté gauche, les 4e, 5e, 6e, 7e
et 8e du côté droit, ainsi que les deux premières dorsales et les

trois premières lombaires ont été examinées sur des coupes transversales (Pal et carmin).

Dans les dissociations des racines antérieures traitées par l'acide osmique, on ne trouve qu'un petit nombre de fibres en voie de dégénération wallérienne, très peu de gaines de vides ; la grande majorité des fibres sont saines. Sur les coupes transversales, on constate bien quelques îlots de dégénération, mais ils sont bien restreints.

Sur les coupes transversales des racines cervicales durcies dans le liquide de Muller, on ne constate que peu ou point d'altérations. Cependant il est certain que la plupart des fibres sont amincies, et beaucoup plus grêles que ne sont les fibres des racines antérieures normales. Il existe aussi dans les 4e, 7e, 8e cervicales et dans la 1re dorsale quelques îlots de sclérose au niveau desquels gaines de myéline et cylindre-axes ont disparu. Mais les fibres non altérées sont de beaucoup les plus nombreuses. En somme, le contraste est frappant entre l'état des racines cervicales et les lésions considérables constatées dans les cornes antérieures du segment correspondant de la moelle.

Nerfs. — Les nerfs : pneumogastrique gauche, phréniques, médian, radial, cubital, crural, sciatique, tibial antérieur, des filets musculaires du biceps et du triceps gauche, ont été examinés soit après séjour dans la solution osmique, soit après durcissement dans le liquide de Muller.

Le pneumogastrique ne présente pas d'altérations. Les phréniques sont notablement dégénérés ; les fibres saines y sont en minorité. Le cubital est parmi les nerfs du membre supérieur de beaucoup le plus atteint ; les altérations qu'il présente sont cantonnées dans deux de ses faisceaux qui ont perdu près de la moitié de leurs fibres. Le tissu conjonctif intra-fasciculaire n'est pas épaissi. Le médian est à peu près à l'état normal ; très peu de fibres en voie de dégénération. Le radial présente des altérations très notables. Il est à remarquer que le nombre des fibres disparues dans chacun de ces nerfs est d'autant plus considérable qu'on les examine plus près de la périphérie. Les nerfs crural, sciatique, tibial antérieur paraissent être à l'état normal.

Les filets musculaires du triceps gauche sont presque complètement dégénérés. La plupart des fibres sont ou réduites à l'état de gaines vides ou en état de dégénération wallérienne.

Muscles. — Sur des préparations faites à l'état frais nous avons constaté que les muscles premiers interosseux (des deux côtés), grand palmaire (gauche) et sous-épineux, qui avaient présenté des modifications qualitatives de leur excitabilité au cou-

rant galvanique, étaient bien en état de dégénérescence. Du
moins la très grande majorité de leurs fibres primitives étaient
complètement dégénérées (gaines sarcolemmatiques remplies
de noyaux, de fragments de substance musculaire finement
granuleuse et sans striation, etc.) Les autres muscles qui ont
été examinés sur des coupes transversales et longitudinales après
un séjour de trois mois dans le liquide Muller sont : le diaphragme, deux intercostaux, les petits muscles des mains, les
biceps et triceps brachiaux, le grand dentelé, le premier radial,
le triceps fémoral.

Ces divers muscles présentent mais à des degrés divers un
grand nombre de fibres en état d'atrophie simple (noyaux
multipliés, réduction de volume), tandis que les fibres en voie
de dégénérescence granulo-graisseuse y sont très rares. Les
fibres atteintes d'atrophie simple sont généralement groupées
en territoires plus ou moins étendus et entourés de zones musculaires non altérées. Un certain nombre de fibres atteintes
d'atrophie simple sont percées à leur centre d'un orifice à
contours bien tranchés dans lequel apparaît parfois un noyau
(*Fig.* 18), on rencontre aussi des fibres manifestement hyper-
trophiées.

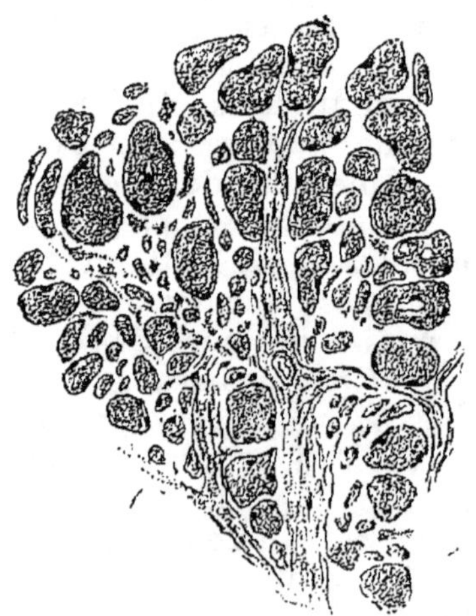

Fig. 5. — M. Biceps gauche.

Les rameaux nerveux intra-musculaires examinés sur les
coupes traitées par la méthode de Pal et colorées au picrocarmin sont nettement altérées. Dans les muscles premiers
interosseux et grand palmaire notamment on en voit qui ne
contiennent plus une seule fibre à myéline.

Le fait que nous venons de rapporter peut se résumer dans les termes suivants : Un homme âgé de 56 ans, jusqu'alors bien portant, n'étant ni saturnin, ni alcoolique, ni syphilitique, est frappé au mois d'octobre 1890, sans cause apparente, sans fièvre, d'un affaiblissement progressif des membres supérieurs. Lentement la parésie s'accroît (sans être accompagnée d'aucun trouble de la sensibilité), de telle sorte qu'en mai 1891 le malade est incapable de tout travail. Cette parésie, qui n'alla jamais jusqu'à la paralysie complète, est bientôt suivie de l'atrophie des divers muscles des membres supérieurs et de quelques muscles du tronc. Puis la faiblesse et l'atrophie s'étendent aux muscles des membres inférieurs. On constate une diminution notable de l'excitabilité d'un grand nombre de muscles et de la réaction de dégénérescence dans quelques-uns des muscles des membres supérieurs. Les contractions fibrillaires sont incessantes. Les réflexes tendineux sont affaiblis. La sensibilité demeure intacte. Les sphincters ne sont pas troublés dans leur fonctionnement. La mort survient par paralysie du diaphragme. La maladie avait duré deux ans.

L'examen des pièces anatomiques confirmant le diagnostic porté du vivant du malade démontre : 1° l'existence d'une poliomyélite antérieure chronique prédominant dans le segment cervical de la moelle ; 2° des altérations minimes dans les racines antérieures, plus accentuées dans les nerfs mixtes et musculaires ; 3° les muscles intéressés ont la plupart de leurs fibres en état d'atrophie simple, à l'exception des muscles qui, ayant donné à l'examen électrique la réaction de dégénérescence partielle ou totale, sont atteints, pour la majeure partie de leurs fibres, d'atrophie dégénérative.

II.

Il y a dans l'histoire clinique et anatomique de ce cas quelques particularités qui méritent d'être mises en relief.

Il convient de remarquer tout d'abord que les muscles atteints ont été simplement frappés de parésie et non de paralysie absolue, avant que de s'atrophier. Ce caractère joint aux résultats fournis par l'examen électrique marque une différence notable entre l'évolution clinique de ce cas et le tableau de l'affection tel que l'ont tracé Duchenne et les auteurs venus après lui.

Par là, le fait que nous avons observé nous semble se rapprocher de la forme de poliomyélite antérieure chronique décrite par Erb comme intermédiaire entre la paralysie antérieure subaiguë et l'atrophie musculaire progressive d'origine spinale.

En ce qui concerne l'état anatomique de la moelle, deux choses ont particulièrement attiré notre attention, c'est d'une part l'altération considérable des artères intra-médullaires et d'autre part le léger degré de sclérose ainsi que les lésions dégénératives que nous avons signalées dans l'aire des cordons antéro-latéraux.

a) Les artères *intra-médullaires* de tous calibres que nous avons rencontrées dans nos coupes présentaient presque toutes un épaississement de leur paroi tel que la lumière de beaucoup de ces vaisseaux était considérablement réduite et parfois à peu près effacée. Cette altération vasculaire, cette artérite chronique, bien qu'on la puisse constater dans les diverses parties de l'axe médullaire, nous a paru être plus constante et plus avancée dans le territoire antérieur, c'est-à-dire dans les branches émanées des artères spinales et radiculaires antérieures. Il est donc permis de se demander si ce processus d'endo-périartérite est contemporain de la lésion inflammatoire chronique dont les cornes antérieures sont le siège, ou bien, au contraire, s'il n'a pas été la lésion primordiale qui entraîna et la sclérose des colonnes grises antérieures et la dégénération des cellules ganglionnaires. MM. Cornil et Lépine, Dreschfeld, qui ont rencontré des altérations vasculaires de même ordre dans les cas qu'ils ont observés, inclinent à admettre cette seconde hypothèse.

b) Nous avons examiné attentivement l'altération présentée par les cordons antéro-latéraux dans le renflement cervical. Nous avons vu que ces cordons étaient le siège d'une sclérose diffuse très légère, avec raréfaction d'ailleurs discrète des fibres nerveuses (préparations colorées par le carmin et d'après le procédé de Pal), qu'enfin il existait dans l'aire de ces cordons, ainsi que dans la commissure antérieure et même dans les cordons postérieurs (méthode Marchi), un certain nombre de fibres en voie de dégénération. Il est à remarquer que ces altérations anciennes ou récentes prédominent d'une manière générale dans le segment de l'axe médullaire où la poliomyélite antérieure est elle-même le plus accentuée, qu'elles portent sur les cordons antérieurs proprement dits et non pas sur le champ occupé par les faisceaux pyramidaux croisés. Les F. Py. directs nous ont paru même en état d'intégrité complète, ainsi que les faisceaux cérébelleux. — De plus, ces lésions sont réparties très diversement dans les cordons antérieurs ; c'est tantôt sur un point (vers l'angle externe de la corne antérieure) tantôt sur un autre (directement en avant du bord antérieur de cette corne) qu'elles sont plus accentuées, en un mot elles se montrent inégales et irrégulières comme siège d'un étage de la moelle à l'étage voisin. — Dans les cas de Dreschfeld, d'Oppenheim, de Nonne, des altérations analogues à celles que nous venons d'indiquer occupaient également les cordons antéro-latéraux dans certains segments de la moelle cervicale ou dorsale supérieure. Nous les avons retrouvées avec des caractères identiques dans un autre cas de poliomyélite antérieure que nous avons récemment examiné. Quelle est l'origine de ces lésions dégénératives? C'est ici le lieu de rappeler l'hypothèse ingénieuse proposée récemment par M. Pierre Marie (1). Dans le but d'expliquer les lésions similaires présentées par les cordons antéro-latéraux dans la plupart des cas de sclérose latérale amyotrophique, M. Pierre Marie, mettant à profit les recherches de Golgi, Ramon y Cajal, Kolliker, Von Lenhossek, Van Gehuchten, etc., sur les *cellules des cordons* et le trajet des fibres qui en émanent, attribue à l'altération de ces cellules la dégénération d'un grand nombre de fibres des cordons latéraux et des cordons antérieurs. Il nous semble que les particularités anatomiques du cas de poliomyélite antérieure dont il s'agit ici sont parfaitement justiciables d'une interprétation identique. Il convient cependant de remarquer que la substance blanche a été trouvée en état d'intégrité absolue notamment dans les cas rapportés par Eisenlohr ainsi que dans celui de MM. Landouzy et Dejerine. Mais dans le fait d'Eisenlohr, la lésion des cornes antérieures était bien circonscrite, et l'observation de MM. Landouzy et Dejerine a trait à un cas de poliomyélite antérieure à marche rapide, curable, et dont la réparation était déjà fort avancée au moment où le malade succomba à une maladie intercurrente.

c) Dans notre cas comme dans l'observation d'Oppenheim, comme dans le cas rapporté par Nonne, il est une autre particularité que nous devons souligner. Nous voulons parler du contraste frappant qui existe, au moins en ce qui concerne la région cervicale, entre l'altération si profonde des cornes antérieures et le peu de lésions présentées par les racines correspondantes (2).

---

(1) Pierre Marie. — *Semaine médicale*, 1893, p. 533.

(2) Notre maître et ami, M. Brissaud, a bien voulu examiner nos préparations et contrôler certains détails anatomiques de ce cas. Nous le prions d'agréer nos bien sincères remerciments.

PARIS. — IMP. VEUVE GOUPY, RUE DE RENNES, 71